STATION THERMALE

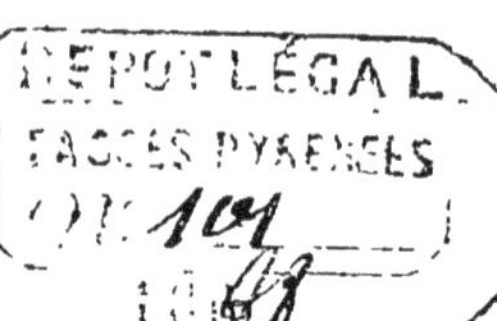

DE

SALIES-DE-BÉARN

SA SITUATION ACTUELLE — SES BESOINS

SON DÉVELOPPEMENT ÉCONOMIQUE

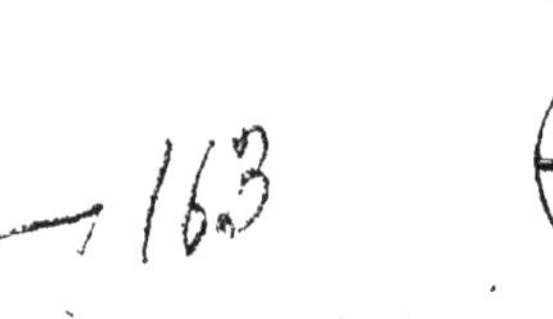

ORTHEZ

IMPRIMERIE J. GOUDE-DUMESNIL, 70, RUE SAINT-GILLES

— 1888 —

STATION THERMALE

DE SALIES-DE-BÉARN

Sa Situation actuelle. — Ses Besoins. — Son développement économique

Depuis longtemps déjà on a dit et répété sans cesse aux habitants de Salies que si la fortune sourit aux audacieux, elle abandonne bientôt ceux qui ne veulent pas la suivre : qu'il ne suffit pas d'avoir des bains d'une remarquable efficacité, qu'il faut, avec la cure et pendant sa durée, offrir aux étrangers qu'on veut attirer et retenir les adjuvants nécessaires d'une existence facile et confortable en échange de l'or qu'ils apportent.

« Aide-toi, le ciel t'aidera », disait Mercure au charretier.

Dans la question des bains à Salies, il n'y a plus aujourd'hui d'inconnu à redouter. L'expérience est faite. Le succès est complet. Les rapports avec les étrangers ne sont plus un sujet d'effroi. Les bénéfices de ces rapports sont justement appréciés par tous et par chacun, à de très rares exceptions près. Quel est donc le motif sérieux, plausible qui fait ajourner encore l'adoption des mesures qui doivent assurer le plein développement dont est susceptible la station balnéaire, cette nouvelle source de richesse locale ?

D'abord combattue avec un rare acharnement; aujourd'hui admise par presque tout le monde comme un bienfait providentiel pour la localité appelée à en jouir, la création de l'établissement thermal a fourni la preuve irréfragable de la vitalité qui lui est propre, du bien fondé de sa cause, en triomphant des obstacles inqualifiables qu'on a suscités dès ses premiers essais d'affirmation, à l'époque où d'aveugles administrateurs lui refusaient le transfert du marché au bétail, la propreté de son entrée, la clôture du vacant communal abandonné, devenu le Jardin Public, le plus beau joyau de sa couronne.

A toute demande d'intervention pour aider la station thermale naissante à s'élever à la hauteur des exigences de notre temps et de ses nouvelles destinées, l'administration municipale a répondu jusqu'ici qu'elle ne pouvait et ne pourrait rien faire de très longtemps, jusqu'en 1912 au moins, faute de ressources.

De son côté, l'administration de la fontaine salée, dirigée jusqu'en ces derniers temps par le même président que le conseil municipal, quoique administrant sa chose à elle et agissant avec ses propres deniers, a largement exploité les nombreuses inconnues de la question des bains à son origine, l'efficacité contestée, les applications restreintes, la crainte des transformations dont l'arrivée des étrangers devait être la cause, la routine enfin, puisqu'il faut l'appeler par son nom, se dérobant sous les dehors d'une prudence plus sage que la sagesse. Contrainte et forcée, elle a fini par céder à la pression des intérêts engagés, et a consenti à entrer dans la voie du développement progressif de l'établissement balnéaire.

Mais, sous l'empire des petites idées de l'esprit local et, en particulier, sous l'action éminemment utilitaire de son président, maire de la ville, qui écrivait comme un bulletin de victoire : que dans les projets soumis à l'examen de la commission administrative qu'il présidait, on avait commencé par supprimer tout ce qui était d'agrément, elle a exécuté son œuvre par tronçons épars, au fur et à mesure des besoins reconnus et imposés par la clientèle, sans plan général à la réalisation duquel chaque partie construite aurait dû concourir pour aboutir enfin à un ensemble satisfaisant.

Devant les redoutables conséquences d'un nouvel ajournement, n'est-il pas du devoir de tout homme qui a le sentiment de la responsabilité du père de famille et du concitoyen de la cité sacrifiée d'examiner cette situation en face et de vérifier si elle est réellement aussi compromise et aussi désespérée que le disait la municipalité précédente, ou si l'absolu de l'impuissance, dont on a argué jusqu'à ce jour, n'est pas un moyen bien connu d'ailleurs d'excuser une impéritie que chacun appellerait coupable, si elle s'appliquait à ses affaires privées ?

Lorsque le médecin connaît le diagnostic de la maladie, le siége, la cause et l'effet du mal, il indique à coup sûr le remède. C'est pourquoi, par analogie, nous allons essayer d'abord de constater les faits, d'établir la situation réelle. De cette constatation et de ces faits nous chercherons ensuite à tirer les enseignements qu'ils comportent et à indiquer les moyens que semblent désigner les principes généraux et la pratique de tous les jours, dans de telles circonstances, pour conjurer, si c'est possible, les effets redoutables de cette triste situation.

Et, puisqu'un nouveau médecin nous est donné par le renouvellement de la municipalité dont les intentions plus bienveillantes à l'égard de cette grande industrie locale s'accusent par la création d'une commission spéciale au sein du nouveau conseil municipal, nous venons soumettre humblement à son patriotisme et à sa sollicitude le résultat de nos études, en appelant sur elles l'examen et la critique les plus sévères de la raison et de la justice planant au-dessus de la routine et du parti-pris.

— *Sursum corda.* —

Mais, avant d'entrer dans l'examen de la situation, de faire avec justice la part légitime de responsabilité de chacune des unités agissantes ou intéressées dans la question de la station thermale, pour éviter les méprises ou les malentendus, il convient de préciser le nombre et la nature de ces unités, et de rectifier ainsi une confusion trop facilement accréditée dans la partie du public qui juge sans examen, et qui a été l'origine d'égarements regrettables auxquels il n'est que temps de mettre fin.

On comprend sous le nom de station thermale « les diver- « ses installations établies près des sources thermales, à « l'effet de permettre d'y séjourner et d'y suivre un traitement. » — (LITTRÉ.)

La source et les appareils de balnéation ne constituent donc pas la *station thermale*. Ils n'en sont qu'une partie, essentielle sans doute, mais une partie la moins importante au point de vue économique du produit financier local. — Si on considère, en effet, que le prix des bains, de 1 fr. 50 à 2 fr. par malade et par jour en moyenne (compensation faite des bains gratuits et des bains à prix réduit des indigents) doit représenter la valeur intrinsèque de la source, des constructions de l'établissement, des appareils, de leur usure, du combustible, de la main-d'œuvre, des frais généraux, des contributions et des patentes ; tandis que les dépenses des baigneurs et de leurs suivants représentent en moyennne et par jour de 30 à 40 francs par bain donné, on reconnaîtra bientôt que la part de l'apport de capital et du travail pour l'administration de la fontaine salée et la société fermière qui la représente et avec laquelle les intérêts sont sinon identiques, du moins connexes et relatifs, sont dans la proportion d'un douzième au plus, tandis que les onze douzièmes reviennent aux propriétaires des maisons et à cette foule d'industries diverses, de la consommation, du négoce, du blanchissage, de la locomotion, des services multiples qui ne vivent que de la présence des étrangers à Salies.

En fait, c'est une véritable société industrielle et commerciale en participation, qui existe entre les propriétaires, les industriels, commerçants et ouvriers de tout art et de toute profession, habitant Salies, d'une part ; la corporation concessionnaire des services, exploitante par l'intermédiaire d'une société fermière, d'autre part.

A tout seigneur tout honneur. Dans ces recherches de la cause et des indications du remède, nous commencerons par la catégorie des charges et obligations qu'impose à l'intérêt privé et à l'administration municipale, qui n'est, en réalité, que le syndicat administratif de celui-ci, la grosse part des bénéfices de l'exploitation balnéaire. Nous examinerons ensuite la part légitime des charges et obligations que la quotité réduite du produit impose à la corporation des Part-

Prenants, propriétaire des sources et de l'établissement thermal, et, subsidiairement, pendant la durée du bail, à la société fermière qu'elle s'est substituée pour le travail de l'exploitation.

ÉTAT ACTUEL

Ceux d'entre les Salisiens qui ont atteint l'âge mûr ne peuvent avoir oublié les privations et les souffrances qu'une misère excessive imposait, il y a quelques années, à la population de leur cité, malgré les bonnes récoltes que la terre fournissait encore à ses travailleurs. Cette misère était telle, qu'elle avait obligé une partie des habitants à aller demander à des lieux plus cléments les moyens d'existence que le sol natal ne pouvait leur fournir.

En rapprochant la triste situation d'alors de la situation d'aujourd'hui, on est heureux de constater une amélioration considérable au profit de tous. Et, en remontant de l'effet à la cause, il ne peut échapper aux moins clairvoyants que l'aisance relative dont tout le monde, à Salies, ressent la bienfaisante influence, malgré la crise agricole désastreuse qui sévit en ce moment, est due à l'introduction et au développement de travail industriel parmi ses habitants.

Que ce travail s'appelle bains, sel, sparterie, boissellerie, terrassements, maçonnerie, charpente, menuiserie, serrurerie, peinture, vitrerie, vêtements, service, blanchissage, locations, négoce ou trafic, approvisionnement ou consommation, il ne constitue, par rapport à l'économie générale et au bien-être de la population, qu'un faisceau producteur d'échanges, de salaires et de bénéfices multiples, dont toutes les parties sont harmoniques, solidaires et concordantes, au profit de tous, ouvriers, propriétaires, marchands, loueurs, etc.

Nous disons avec une intention préméditée, et nous soulignons *au profit de tous*, parce que, malgré l'évidence du fait, il s'est trouvé à Salies un certain nombre d'esprits étroits ou intéressés à cette négation, qui ont fait croire à un trop grand nombre de personnes que les diverses branches du travail productif, qui constitue aujourd'hui le bien-être de la population ouvrière, étaient antagonistes, discordantes, contraires ou rivales entre elles. — Le temps a marché, et la négation des principes n'en détruit pas la loi. On ne peut plus, aujourd'hui, sérieusement contester qu'il n'y ait à Salies plus de travail, plus de salaires, plus d'étrangers, plus de consommation, plus de capitaux roulants, plus de petits bénéfices à faire, partant plus d'aisance générale et plus d'indépendance qu'autrefois.

Aveugle qui ne le voit pas.

Les faits sont donc d'accord avec les principes économiques pour établir sans réplique que, pour une petite ville comme celle-ci, qui ne vit que de travail et que de salaires, où le pain de chaque jour est en question pour le grand nombre, le développement de cette source de bien-être (travail et salaires) doit primer les questions de personnes, et surtout celle de politique générale, avec laquelle on est parvenu à faire tourner tant de têtes, à créer tant d'illusions et à préparer tant de déceptions.

Parmi les facteurs de cette revivification de la cité, il en est un dont l'origine et la spécialité sont exclusivement locales et dont l'importance l'emporte sur tous les autres : c'est l'exploitation balnéaire. A elle seule, elle entraîne plus de travail, de transactions, de mouvement, de capitaux et de bénéfices, au profit de la généralité des habitants, que tous les autres ensemble. La raison voudrait donc qu'on cherchât à développer son fonctionnement jusqu'aux limites de la possibilité en complétant et perfectionnant le plus possible ce précieux instrument, source de tant de bienfaits. C'est ce qu'a compris, c'est ce qu'a fait dans sa sphère d'action l'initiative privée, en convertissant les maisons qui bordent les rues principales en magasins variés et riches, en logements frais et élégants ; en bâtissant des villas et des hôtels bien et confortablement installés au centre de jardins, au milieu de massifs d'arbres et d'arbustes, de gazons et de fleurs. Pour donner la mesure de cette affectation, il suffit de dire que les capitaux engagés dans cette œuvre de rénovation locale ne se chiffrent pas seulement par quelques centaines de mille francs ; ils se chiffrent par millions.

En pareille occurrence, le premier devoir de l'administration municipale est évidemment de favoriser de tout son pouvoir cette œuvre de régénération ; mais, c'est en vain que l'on cherchera dans l'œuvre qui s'accomplit trace de son action.

Elle n'a rien fait pour la favoriser. — Elle a cherché, au contraire, à entraver ce que les autres ont voulu faire. Comment expliquer que cette municipalité ait pu se désintéresser de cette masse d'intérêts locaux au point de ne trouver à édicter, pendant la période de création que nous traversons, aucune mesure d'ordre et de prévision des besoins résultant de la situation nouvelle, mesures que, seule, elle a pouvoir et qualité d'édicter pour coordonner, en vue de l'ensemble, les efforts individuels tentés pour suppléer à son indifférence, ou pour assurer dans la mesure du possible à tous et à chaque quartier une équitable répartition de la justice distributive ?

Pourquoi faut-il qu'on voie, en dehors des quartiers habités par les baigneurs, la population de Salies vivant dans des conditions qui défient les lois et les principes hygiéniques, sans eau dans les fontaines ni dans les ruisseaux pendant une grande partie de l'année ; les laveuses et les ménagères condamnées à laver leur linge dans des bourbiers infects, en plein vent, en toute saison ; les rues, places et promenades peu balayées, jamais arrosées ni lavées autrement que par la pluie ; la voie publique peu éclairée ; des malheureux occupant des logements insalubres, sans air, sans lumière, sans dépendances nécessaires aux êtres humains, sans vidanges organisées ; un abattoir sans eau, au centre de la vieille ville ; l'absence de tout aménagement pour faciliter les approvisionnements et la vie à bon marché ; des règlements de police et de voirie dont s'affranchissent ceux qui devraient les appliquer, source de mesquines taquineries contre les autres ; un octroi dont le revenu a été jusqu'à ce jour moindre avec la consommation de plusieurs milliers de baigneurs en plus qu'à l'époque où la population, accablée de misère, devait s'expatrier pour vivre ; des dettes dépassant deux cents mille francs qui, dans cet état misérable, engagent les revenus municipaux jusqu'en 1912, et, enfin, une surcharge du maximum légal de soixante-dix centimes communaux additionnels aux quatre contributions, malgré l'existence d'un octroi ?

Ne sont-ce pas les conditions les plus défavorables, non

seulement pour développer l'importance, la force productive de la station balnéaire naissante, du principal instrument de travail local, mais même pour lui conserver les avantages acquis à ce jour ? On frémit à la pensée que si, dans les conditions actuelles, dans l'attente des améliorations hygiéniques que tout le monde réclame et que rend impossible le malencontreux engagement des ressources jusqu'en 1912, la situation venait se compliquer d'une épidémie quelconque dont les causes pourraient être étrangères à l'état de la localité, on frémit, disons-nous, à la pensée qu'on est exposé à une désertion générale des baigneurs, à une annihilation des bénéfices qu'ils apportent, à un amoncellement effroyable de ruines, en un mot, *à une affreuse catastrophe*. Aveugle encore qui ne le voit pas.

En présence de tout ce qui s'est fait, contrairement à tout ce qui aurait dû se faire, on arrive à cette constatation pénible qu'à Salies, comme cela s'est passé maintes fois ailleurs, dans un de ces moments d'égarement qui semblent irrésistibles par leur généralisation, la foule simple et crédule a vu le danger là où était le salut, la sécurité, là où était le joug et la dépendance de la misère.

Comment expliquer autrement que les besoins impérieux du pain de chaque jour, de santé, d'hygiène, de salubrité publique, d'alimentation hydraulique, de vie à bon marché, de voirie urbaine dont la satisfaction devait faire bénéficier tout le monde, des améliorations et des plus-values, comment s'expliquer que ces besoins urgents, ces intérêts de premier ordre aient été mis de côté ? Et n'est-il pas profondément regrettable qu'en présence de besoins si impérieux, on ait sacrifié toutes ces nécessités absolues aux créations somptuaires de quelques tronçons, déjà ruinés faute d'entretien, de chemins pour arriver à certaines propriétés et à la construction d'un palais scolaire qui eût pu d'autant mieux être ajournée que cet édifice n'ajoutait rien aux moyens d'instruction proprement dits, pas même un jardin où les enfants auraient appris le nom des plantes usuelles qu'ils ignorent ?

N'est-ce pas acte d'injustice et d'arbitraire que de refuser à la corporation des Part-Prenants le complément nécessaire à son établissement balnéaire, la moitié environ du jardin public, lorsque celle-ci a donné en compensation une partie de la place du marché au bétail, achetée de ses deniers, par laquelle se fait l'entrée du groupe scolaire ?

C'est donc trente ans, un siècle d'autrefois, à cette époque de presse, de vapeur, d'électricité, de mobilité et d'activité dévorante, qu'il faudrait attendre la satisfaction des besoins les plus impérieux d'hygiène, de salubrité, d'alimentation hydraulique, d'approvisionnement, de voirie, etc., alors que cette attente est de nature à compromettre, avec les élans de la prospérité présente, la situation acquise et celle de l'avenir ; alors que, nous le répétons, cette attente est de nature à amener une catastrophe. C'est la question suprême d'existence thermale qui est posée.

S'il en était ainsi, si Salies devait, pendant trente ans encore, vivre au milieu de foyers pestilentiels autorisés et aggravés par l'arrêté municipal du 17 décembre 1886 ; si, pendant trente ans encore, les malheureux habitants étaient obligés d'infester les lits de ruisseaux sans eau, ou de subir la corvée rebutante et malsaine de vidanges faites sans précautions et sans décharges appropriées, d'envelopper leurs voisins ou d'être enveloppés eux-mêmes, chaque nuit, d'une atmosphère délétère pendant la durée de ces opérations ; si les laveuses et les ménagères devaient continuer à laver leur linge dans des bourbiers infects, en plein vent, en toute saison et en tout temps, sans séchoir à air libre ou à air chaud ; si, pendant trente ans encore, on ne pouvait laver les rigoles de ses rues, ni arroser, pendant les grandes chaleurs, les chaussées et les trottoirs ; si, pendant trente ans encore, les rues de la ville, les places, les promenades et les avenues devaient continuer à n'être éclairées que par quelques becs au pétrole, tandis que de petites localités, moins importantes que Salies, sont éclairées à l'électricité ; si un abattoir sans eau, au milieu de la ville, devait continuer à être un foyer de putréfaction de matières animales ; si, pendant trente ans encore, l'approvisionnement en objets de première nécessité des habitants de la ville devait rester sans défense à la merci des éléments atmosphériques, faute d'un marché couvert, ou à la merci non moins redoutable de quelques cupides spéculateurs qui abusent de clandestines coalitions que la loi condamne, et dont la répression n'appartient qu'à l'autorité municipale ; si, pendant plus de trente ans encore, les règlements de voirie continuent à être lettre morte pour ceux qui doivent en assurer l'exécution, et un moyen de vexation et de mesquines taquineries envers les autres, au prix de l'intérêt général ; si, pendant ce long délai, les bons doivent trembler et les méchants se rassurer sur les suites que devraient avoir les contraventions contre les personnes et contre la propriété, contre la morale et la décence, contre le repos public, les règlements de police, les faux poids et les fausses mesures, la tromperie sur la qualité de la chose vendue ; si, pendant trente ans encore, tous ces maux devaient affliger la population salisienne, personne ne contestera qu'il ne resterait bientôt qu'à pleurer sur les ruines du présent et l'évanouissement des riantes perspectives de l'avenir, qui seraient fatales et inéluctables.

D'autant plus fatales et inéluctables que la municipalité précédente ne refusait pas ainsi aux malades et à leurs suivants, à ceux qui paient les services à prix d'or, seulement ce dont ils ont le plus besoin avec l'eau salée qui forme la base du traitement de la station, à savoir : l'espace, l'air pur, la lumière, les aspects variés, la verdure, les fleurs, les ombrages, tout ce qui, avec le confortable intérieur, constitue le fonds de l'hygiène balnéaire ; mais aussi l'eau salée elle-même, l'utilisation de la source thermale, la base essentielle, la raison d'être du traitement, la possibilité absolue de toute nouvelle extension de la station thermale. Le fait semble impossible — il est invraisemblable — et pourtant il est vrai.

Quiconque voudra entreprendre l'histoire de la station balnéaire et de ses vicissitudes depuis la création jusqu'à son développement, devra recourir au témoignage des registres officiels pour faire croire à tant d'opposition et de mauvais vouloir à Salies, en plein XIXe siècle, contre la source de sa richesse locale. On a ruiné la ville et on s'en vante comme d'une œuvre méritoire ; on déclare hautement qu'on a bien fait, qu'on le referait encore, si c'était à recommencer, qu'on ne s'associera jamais à l'entreprise de nouveaux travaux, laissant à ceux qui voudront les entreprendre la responsabilité des dépenses qu'ils nécessitent !!!.....

Ce serait à désespérer de la cité, si on ne voyait l'évidence et la lumière, s'élevant au-dessus des barrières dressées à l'horizon, éclairer des perspectives nouvelles, et, au delà, s'évanouir les fantômes à leur approche. C'est, à ne pouvoir s'y méprendre, l'aurore d'un jour nouveau, une lueur de l'espérance.

Les récriminations, quelque bien fondées qu'elles soient, en présence des faits accomplis, sont puériles et vaines, puisqu'elles ne peuvent réparer les préjudices causés par les actes inconscients ou voulus des agents de l'exécutif. Nous nous en abstiendrons avec soin. Mais la raison nous apprend aussi que, tant que les désastres ne sont pas consommés, il faut réagir avec énergie contre les causes injustes ou arbitraires qui les produisent, et chercher à prévenir ou à atténuer dans la mesure du possible leurs funestes conséquences.

Or, la municipalité qui a si gravement compromis les intérêts de Salies est morte dans l'impénitence finale. Ses derniers actes sont une affirmation nouvelle de ses anciens errements. Le temps lui a manqué heureusement pour consommer dans sa plénitude et rendre irréparable la ruine de la station naissante. Il y a donc à réagir, en vertu de notre principe, contre les dispositions funestes sur lesquelles il est encore temps de revenir. Que la nouvelle municipalité nous permette de le lui dire : Déjà bien des améliorations, et des plus désirables, faciles à réaliser à l'origine avec un peu de prévoyance et de vulgaire bon sens, ont été rendues impossibles par l'obstination qu'on a mise à ne pas écouter les réclamations du public intéressé.

D'autres mesures aussi funestes, mais plus importantes et plus essentielles, sont édictées ou sur le point de l'être, qui doivent rendre impossible toute extension nouvelle de la station, ou faire obstacle aux améliorations projetées et reconnues indispensables à sa prospérité. Il importe donc d'en appeler au nouveau Conseil municipal, d'examiner et de reviser à nouveau et sans retard des décisions prises d'un cœur trop léger, pour conjurer les impossibilités destructives ou ruineuses qu'elles recèlent. De ce nombre sont l'exploitation du puits salant du Griffon, dont au paraît ignorer l'importance, qui seul peut fournir l'eau salée nécessaire à toute nouvelle extension des bains, dans ses rapports avec le régime du ruisseau *le Saleys ;* le régime du ruisseau *le Saleys* dans ses rapports avec la salubrité publique et les inondations périodiques ; la question des vidanges, l'alimentation hydraulique, l'établissement d'un lavoir public, le transfert de l'abattoir et son lavage, la question de voirie, en ce qui touche le dégagement de l'établissement balnéaire et ses dépendances, l'avenue centrale de la gare, le dégagement et l'accès du quartier d'Andioque par la démolition de l'abattoir et l'appropriation du terrain communal qui lui est contigu, le marché couvert, l'éclairage public.

Il y a, entre toutes ces questions et celles des autres besoins dont souffre la prospérité de la ville, que nous avons énumérées, des relations si intimes, des affinités si grandes, des solidarités si réciproques, qu'il est impossible de les traiter autrement que par des mesures d'ensemble. Seules, en effet, ces mesures d'ensemble permettent d'espérer la réalisation prochaine de ces améliorations, malgré la prétendue impossibilité absolue du défaut de ressources alléguée jusqu'à présent.

LES ENSEIGNEMENTS DE LA SITUATION

SES REMÈDES

La situation est-elle réellement aussi compromise qu'on le dit, pour être inextricable, ou ce cri de désespoir est-il autre chose que l'expression manifeste, le dernier mot de l'impuissance ?

Si on examine sérieusement et attentivement la cause efficiente des maux et des besoins que nous avons énumérés, les moins clairvoyants eux-mêmes reconnaîtront bientôt qu'heureusement cet ensemble calamiteux de la situation à Salies prend sa source dans les errements suivis jusqu'ici et qu'il suffit, pour faire disparaître cette cause, d'abandonner ces errements surannés, le terre-à-terre, la routine d'une pratique qui n'est plus de nos jours.

Il est à remarquer d'abord que l'ensemble des causes à combattre et à rectifier peut se diviser en deux catégories.

très distinctes au point de vue du remède à appliquer et de la satisfaction à donner pour préserver les intérêts locaux des terribles conséquences qui les menacent.

Dans la première catégorie nous plaçons : 1° la répression des coalitions abusives sur les objets de première nécessité ; 2° l'application rigoureuse et loyale — l'égalité pour tous, administrateurs et administrés — des règlements de voirie pour arriver dans la suite des temps à faire jouir le public de leur bienfait ; 3° la répression énergique et impartiale des délits et contraventions contre les personnes et les choses, contre la propriété, la morale, la décence, les chants obscènes de la rue, le repos public, les règlements de police, les faux-poids, les fausses mesures, la tromperie sur la qualité de la chose vendue, l'accaparement des comestibles pour les revendre ailleurs que sur le marché et avant les heures prescrites, etc.

Il suffit d'énoncer la nature de ces besoins, qui ne relèvent que de la vigilance et de la répression, pour reconnaître qu'il n'y a là aucune impossibilité provenant d'un manque de ressources. Il ne faut que le sentiment de son devoir, la bonne volonté, la justice distributive de toute conscience droite, soutenue par une énergique indépendance vis-à-vis des fournisseurs délinquants, pour défendre les intérêts légitimes de la population qu'on administre. Donc, de ce côté, il n'y a aucune impossibilité à alléguer. Encore une fois, il ne faut que de la bonne volonté !

Dans la seconde catégorie se placent les besoins qui, pour être satisfaits, exigent des actes de l'autorité municipale seulement, ou à la fois des actes et des dépenses de constructions appropriées à leur destination.

Pour asseoir les idées sur ce point capital de l'impossibilité alléguée, et pénétrer jusqu'au vif de la question en exposant le pourquoi et le comment de chaque solution, quelques détails sont nécessaires. — Nous les exposerons sans phrases, aussi succinctement que possible, comme il convient à une question d'affaires, dans l'ordre où nous les avons énumérés.

L'exploitation du Griffon et le « Saleys »

Nous avons dit déjà que l'exploitation du puits salant du

Griffon, dont on paraît ignorer l'importance, peut seule fournir l'eau salée nécessaire à toute nouvelle extension des bains, c'est-à-dire à toute nouvelle extension de la fortune publique à Salies. A elle seule, en effet, cette source salée peut fournir, au centre même du lieu de consommation, à cinquante mètres de l'établissement balnéaire, autant d'eau salée au degré réclamé par les médecins sérieux de l'établissement, et Dieu merci ils sont la presque unanimité, que les produits réunis de la fontaine du Bayàa et des sources d'Oràas.

En 1828 et en 1834, MM. les ingénieurs Colomès-de-Juillan et Ducos portaient son débit à 190 mètres cubes par 24 heures et sa salure égale à celle de la fontaine du Bayàa. C'est avec l'eau de ce puits salant que le savant professeur, M. Hennoque, l'inventeur de l'Hématoscope, a fait les études de ses effets physiologiques dont il a rendu compte à la Société de biologie, dans sa séance du 19 novembre 1887 (*Comptes Rendus* du 25 novembre 1887, nº 37), et au congrès médical de Toulouse de la même année.

Et comme la source salée du Griffon dessèche toutes les émergences d'eau salée du bassin de la ville, lorsque par un pompage assez énergique le niveau de son eau est maintenu à la profondeur nécessaire, il s'en suit qu'il les résume toutes, puisque le puisage, aussi exagéré qu'on le suppose, des diverses émergences du bassin salifère de Salies est sans influence sur son propre régime. Ces faits incontestables établissent incontestablement l'importance prépondérante du puits du Griffon pour l'exploitation de l'établissement thermal. C'est ce qu'il convenait d'abord d'établir.

Ouvert sur le bord immédiat du ruisseau le *Saleys*, l'eau douce de ce ruisseau s'est infiltrée par la couche perméable superficielle dans le puits du Griffon et a altéré sa salure dans des proportions d'autant plus considérables que le niveau de son plan d'eau était tenu par l'extraction à une profondeur plus considérable au-dessous du niveau de l'eau du *Saleys*. L'œuvre des hommes est venue encore aggraver cette situation défavorable. On a relevé le niveau de l'eau du ruisseau et on l'a rendue à peu près stagnante à cette nouvelle hauteur, dans les temps des basses eaux, qui sont l'état normal, au moyen de barrages transversaux. Le but de ces barrages, en élevant l'eau, était d'empêcher les pauvres gens de puiser quelque peu d'eau salée dans les émergences salines qui sourdent en divers points sur les côtés du lit du ruisseau ; l'effet inattendu a été doublement désastreux pour la conservation de la richesse minière et pour la salubrité publique. Et, pour comble, par une négligence de l'autorité locale, contre laquelle on ne saurait trop s'élever, le lit du ruisseau a été pendant longtemps et est trop souvent encore converti en décharges publiques. Les biefs successifs ainsi formés sont devenus des bassins de calme, des récipients à précipiter la matière organique des égouts et des déjections publiques auxquelles le *Saleys* sert d'exutoire, et ont été ainsi transformés en foyers d'émanations putrides. L'existence de ces foyers insalubres a fait l'objet de diverses prohibitions administratives, à la suite de plaintes émanant notamment du Conseil d'hygiène de l'arrondissement ; mais la force d'inertie qu'on leur à opposée a fait que ces prohibitions n'ont jamais été suivies d'effet.

Il faut croire que l'esprit des ténèbres avait vu dans cette impossibilité d'utiliser la moitié de la production d'eau salée de la concession de Salies, et dans ces foyers d'émanations putrides, le dernier moyen qui lui restait d'arrêter l'élan de la prospérité locale, puisqu'il a combattu pour le maintien de ces obstacles avec l'acharnement obstiné que des assiégés désespérés mettent à défendre leur dernier retranchement. Comme dans la guerre de partisans, on n'a pas toujours, c'est triste à dire, regardé au choix des armes ni aux règles du combat courtois et chevaleresque. Tous les moyens ont été trouvés licites pour mettre hors la loi la corporation des Part-Prenants de la fontaine salée. De hautes influences ont pu faire suspendre à son encontre les prérogatives de la propriété, les dispositions protectrices des législations générales et spéciales les plus claires, les plus évidentes, les plus sanctionnées par la jurisprudence, notamment celles de la loi des mines. On a vu des magistrats de l'ordre administratif affirmer par écrit l'existence d'autorisations qui n'ont jamais existé à l'encontre de la corporation ; on les a vus dans une enquête publique invoquer des nécessités que leurs arrêtés récents prohibaient, et donner pour raison concluante au *statu quo* désastreux qu'ils soutenaient, que, puisqu'on avait décidé l'amenée des eaux salées d'Orâas à Salies, il n'était pas nécessaire de remettre le puits du Griffon en état d'exploitation. Les faits se sont chargés de donner à cette étrange assertion la réponse négative et péremptoire qu'elle méritait. On voit aujourd'hui, moins d'un an après son émission, ce que valait l'argument.

C'est en vain que le célèbre congrès universel d'hygiène, réuni à Vienne (Autriche) en octobre 1887, sous la présidence de M. Brouardel, en ce moment président de l'académie de médecine de Paris, a posé les principes généraux de l'hygiène publique et recommandé, entre autres dispositions préventives nécessaires, la plus prompte évacuation possible des eaux contaminées des centres habités. Un médecin s'est trouvé à Salies qui, dans une enquête publique a affirmé que les cloaques de déjection existant dans le ruisseau, recouverts de quelques centimètres d'eau stagnante et corrompue, présentaient moins de danger que les matières qui les composent déposées à sec, admettant ainsi, contrairement aux règlements de police, qu'on pourrait déposer à sec les matières putrescibles dans le lit du ruisseau, et a conclu de là à la non évacuation rapide et permanente des eaux viciées et des matières qui les vicient, c'est-à-dire au maintien du *statu quo* !!

Dans la circonscription dont relève Salies, un représentant d'un service savant, technique et puissant, autrefois renommé par son indépendance, s'est trouvé qui, à la faveur d'un artifice de procédure, a cru pouvoir conclure que l'administration ne devait pas intervenir dans cette question du Griffon. Pour arriver à cette conclusion il a fallu oublier qu'il s'agissait dans l'espèce d'atteintes à la propriété privée, d'intérêt public, de salubrité générale et de protection d'un abus d'intérêt privé. Il a fallu oublier qu'il s'agissait d'obstacles apportés au libre écoulement de l'eau ; que ce cas rentre dans les applications de l'art. 16, titre 3, de la loi du 6 octobre 1791, aux termes duquel les propriétaires des moulins construits et à construire doivent être forcés de tenir les eaux qui font mouvoir ces établissements à une hauteur qui ne nuise à personne et que l'administration est chargée de fixer. Le droit qu'a l'administration de fixer la hauteur des eaux des moulins, même quand il s'agit d'un cours d'eau non navigable ni flottable, n'est aucunement neutralisée par l'existence de titres privés dont excipent les propriétaires des moulins comme leur donnant le droit de conserver vis-à-vis des riverains les eaux à leur hauteur actuelle. En cette matière les actes de vente nationale et la longue possession ne sauraient faire obstacle à l'exercice de ce droit conféré à l'administration. *(C. d'Etat, 31 octobre 1833.)* Nous demandons pardon de la longue citation qui précède ; mais nous avons cru ne pouvoir nous y soustraire devant des affirmations si fantaisistes et si préjudiciables dont la santé et la fortune d'une population nombreuse sont l'enjeu, parce que c'est, à nos yeux, la sape qui doit détruire la barricade protectrice de l'obstacle à détruire.

Il s'est enfin trouvé à Salies un conseil municipal assez aveugle pour voter à l'unanimité moins une voix, celle de M. le maire actuel, le seul qui paraît avoir saisi la portée de la proposition et de ses redoutables conséquences et qui, comme commissaire de l'enquête, avait opiné pour le maintien du *statu quo*.

Heureusement qu'il n'a pas dépendu des conjurés que la question résolue défavorablement ait pu perdre son caractère de provisoire. Il n'a pas suffi de nier l'intérêt public ou les textes formels des lois et règlements pour les détruire. Un projet de règlement d'eau définitif a été présenté et est en cours d'instruction *depuis plus d'un an*. Il appartient incontestablement à la nouvelle municipalité et au nouveau conseil municipal d'insister pour une solution, et de demander avec instance la rectification de ce qu'avaient de désastreux pour les intérêts de la ville les décisions préparatoires par lesquelles on a cherché à faire préjuger la décision définitive !

Cette question du Griffon et de l'assainissement du *Saleys* étant traitée dans ses détails techniques et d'application par la demande administrative en règlement d'eau et en modification de nivellement du lit du ruisseau, nous renvoyons au texte de cette demande, dont copie est dans le bureau du conseil municipal, les esprits sérieux qui voudront l'étudier à fond. Nous nous contenterons d'insister auprès de la nouvelle municipalité sur l'importance capitale de cette question et sur ses conséquences pour la propriété de la corporation des Part-Prenants, pour l'annihilation en pure perte de la moitié de la richesse minérale qui la compose, pour la compromission de l'organe le plus considérable, le plus important de l'amélioration hygiénique locale, qui forment sans contredit possible le seul, le véritable apanage du présent et de l'avenir de Salies et de sa station thermale, c'est-à-dire de tous les Salisiens.

Nous croyons fermement que, quoi qu'on en dise, le projet de règlement peut satisfaire suffisamment aux nécessités immédiates ; qu'il a, dans la situation présente de pénurie de ressources, l'avantage précieux de n'exiger aucun sacrifice immédiat et pécuniaire de la ville, sauf à compléter et perfectionner plus tard ses organes. Il n'y a donc aucune raison plausible pour retarder son exécution si désirable.

Mais il est encore un autre ordre de considérations conservatoires de la propriété et afférentes aussi à la salubrité publique dont les conjurés contre le bien-être social à Salies n'ont tenu aucun compte et qu'ils ont sacrifié d'un cœur aussi léger que le reste. Il ne s'agit de rien moins que du refus qu'ils ont fait par la même décision et par voie de conséquence de l'occasion offerte de remédier gratuitement ou à peu près aux inondations fréquentes de la vieille ville, aux pertes périodiques et aux cas d'insalubrité qui en sont la suite inévitable.

Nul n'ignore à Salies que les inondations périodiques qui, de temps en temps, frappent la ville, proviennent du trop-plein du bief supérieur du moulin *Trottecan* et du refoulement de l'eau d'aval par son canal de fuite dont le lit est plus élevé au milieu du parcours qu'à son origine, et dont la section a été rétrécie par l'avidité de quelques riverains, de manière à n'avoir plus que de 1^m 30 à 1^m 50 de largeur devant certains jardins.

La décharge latérale du bief supérieur, l'évacuation par le canal de fuite ramené à ses dimensions et à ses pentes primitives, le débouché inférieur rétabli par la voie des curages et des étalages ordinaires des cours d'eau, obligatoires pour les riverains, suffiraient pour évacuer opportunément le trop-plein et éviter les inondations de hautes eaux, si non dans toutes les circonstances, au moins hors les crues exceptionnelles dues au trombes atmosphériques. La mesure devait profiter aux habitants de Salies, mais aussi aux Part-Prenants de la fontaine salée..... on l'a repoussée à l'unanimité, moins une voix !!

Le nouveau Conseil municipal ne doit-il pas à sa considération et à l'intérêt public de reprendre ce côté important de la question du *Saleys* et du Griffon ?

Vidanges

En prenant son arrêté de police relatif au balayage et à la propreté des rues et des places du 17 décembre 1886, l'administration municipale a pris la partie pour le tout, mais avec ceci de particulièrement fâcheux, que, voulant assurer la propreté des places et des rues, elle a aggravé les conditions d'insalubrité de la ville et augmenté les périls de la santé publique.

En ordonnant l'établissement de fosses d'aisances dans les maisons qui n'en ont pas, elle a répondu à un besoin réel ; mais, en autorisant les venelles à ciel ouvert à en tenir lieu, en défendant l'écoulement par les rigoles des matières qu'entraînaient jusqu'ici les eaux de pluie, en permettant le déversement de *tout à l'égout* dans des aqueducs sans eau pour les laver, en faisant des lits des ruisseaux, sans écoulement pendant l'été, les collecteurs de ces matières pernicieuses, l'arrêté municipal a créé de nouveaux centres de production d'émanations infectantes d'autant plus dangereux que ces foyers seront ainsi dans les conditions les plus favorables à leur fonctionnement complet, nauséabond et délétère.

D'un autre côté, en laissant à chacun le soin de faire la besogne si répugnante de la vidange à sa convenance, sans aucune précaution, sans lieu de dépôt fourni, sans dispositions prises pour que ce dépôt ne devienne pas lui-même un foyer plus énergique d'empoisonnement, on n'obtiendrait que le moins de vidange possible de ceux qui auront des lieux où déposer, et pas du tout de ceux qui n'en auront pas. A l'impossible nul n'est tenu.

Chaque fois qu'une vidange se ferait, la généralité se trouverait condamnée à respirer cette atmosphère nauséabonde pendant et longtemps après la durée de chaque opération. En sorte que, comme il a été dit, l'arrêté, dont le but est la propreté des rues et des places, aggraverait, s'il était exécuté, les déplorables conditions de la salubrité publique. Il est donc inexécutable.

L'administration municipale ignorait-elle qu'il est de principe élémentaire que, pour rendre moins offensifs les dépôts forcés des matières putrescibles, il faut évacuer ces matières le plus tôt possible, au fur et à mesure de leur production, si cela se pouvait ; qu'il faut rendre ces dépôts inoffensifs par la fixation des éléments volatils et transporter leur emmagasinement loin des centres habités, dans la direction des vents régnants ; ignore-t-elle qu'il existe au service de ces centres habités un appareil dit *de vidange*, pneumatique, qui obvie à tous les inconvénients signalés, qui vide, transporte, désinfecte et solidifie les matières en les convertissant en engrais ; qu'un tel appareil, en raison de sa consistance et de son prix élevé, ne peut être la propriété de chacun, mais que chacun peut en jouir dans la mesure de ses besoins, moyennant une rétribution modérée et l'abandon des matières enlevées ; que ce service important d'hygiène publique est essentiellement communal et que c'est à l'administration municipale qu'incombe le devoir de régler et d'assurer son fonctionnement ? Avec une entreprise de vidanges, à laquelle peut se rattacher le balayage des places et rues, les évacuations peuvent être fréquentes, sans dérangement pour les habitants. Les venelles, les aqueducs sans eau et les lits de ruisseaux sans écoulement cesseraient de recevoir les éléments d'infection et d'être des foyers dangereux pour la santé publique. Loin d'être une charge pour la municipalité, cette entreprise de première nécessité, dont le matériel et la main-d'œuvre seraient fournis par l'entrepreneur, deviendrait bientôt une source de revenu pour la caisse municipale, aussitôt que le public aurait pu apprécier ses bienfaits et la force productive de bénéfices qu'elle porte avec elle.

Il n'y a donc aucune raison plausible pour que l'administration municipale prive pendant trente ans encore la population qu'elle administre du bienfait de ce service : il y en a de majeures, au contraire, pour qu'elle l'en fasse jouir sans délai, puisqu'il ne faut que de la bonne volonté pour y parvenir.

Alimentation hydraulique

L'alimentation hydraulique est une branche de la salubrité publique intimement liée à celle du nettoyage et des vidanges, aussi importante, aussi réclamée et aussi négligée qu'elle. C'est peut-être pour cela qu'elle s'est trouvée, comme elle, reléguée à l'arrière-plan des projets municipaux, faute de ressources.

C'est parce qu'elle manque de ressources que l'administration municipale a négligé de recourir aux lumières du corps savant des ingénieurs de l'Etat, dont le service eût été gratuit, sauf remboursement de quelques débours, et dont, en cas d'insuffisance des agents locaux, le contrôle hiérarchique du conseil supérieur des ponts et chaussées était une garantie, qu'elle s'est donné le luxe d'un hygroscope à fortes remises, s'il réussit, sans responsabilité engagée, en cas d'échec, et qu'elle a demandé la mise en disponibilité d'un employé spécial pour faire des recherches dont elle ne pouvait payer les frais.— O raison ! O logique !— Rien d'officiel n'a transpiré des résultats acquis. Pour les profanes, la question reste entière.

Déterminer dans quelle mesure ce besoin d'alimentation hydraulique doit être satisfait, et rechercher le moyen le plus simple, le plus prompt et le plus sûr de le satisfaire, telle est la tâche qui s'impose encore au nouveau conseil municipal.

En tenant compte des circonstances locales, de la nature de la population indigène et étrangère qui sera le consommateur de l'eau, du tarissement presque général des sources et des ruisseaux de la contrée pendant l'été ; du besoin, par conséquent, de fournir à la fois des eaux potables, de lavage domestique et à usage industriel, des lavages plus généraux du linge, des lavages et arrosages des rues, rigoles, trottoirs, cours et jardins urbains ; en comptant 3.000 habitants indigènes dans l'agglomération, portant au double les besoins de la population flottante et les prévisions d'augmentation dans l'avenir, en attribuant, comme le font les hygiénistes les plus autorisés de nos jours pour les populations de cette nature et de cette importance, 200 litres en moyenne par jour et par habitant à la satisfaction de tous ces besoins généraux et particuliers, on trouve que la quantité d'eau nécessaire au fonctionnement de ce service doit être de 1200 mètres cubes par jour (1.200.000 litres).

Où trouver cette quantité d'eau avec les qualités requises? Le lit du ruisseau le *Saleys*, après un parcours d'une quarantaine de kilomètres à travers des terrains de toute sorte, cultivés ou non, et de nombreux centres habités, fournit à peine, à l'amont de la ville, à son étiage, cette quantité en eau louche, souvent boueuse, toujours chargée de matières organiques qui doivent la faire rejeter pour l'alimentation. Les alentours de la ville n'offrent pas de terrains favorables qui permettent d'espérer, comme en beaucoup d'autres lieux, des sources assez abondantes en eau pure pour pourvoir à cet approvisionnement. Dans le projet dont la municipalité de Salies a entrepris l'étude, tout est inconnu : le régime de la source en diverses saisons ; son débit ou quantité produite est problématique, et sa suffisance improbable, puisque, nous le répétons, avec tous ses affluents supérieurs et inférieurs, au lieu où se font les recherches, le ruisseau fournit à peine cette quantité à l'étiage, à l'amont de la ville ; la qualité de l'eau est incertaine et probablement mauvaise, à en juger par celle du ruisseau et de ses affluents ; la limpidité en est peu probable, en raison des terrains argileux environnants ; l'altitude d'émergence de la source d'où dépend la pression, la force ascensionnelle en ville pour sa distribution, ne pourra être connue qu'après le captage ; enfin le prix de revient est indéterminable, à cause des éléments multiples qui doivent intervenir pour asseoir la conduite : propriétés à traverser, terrains divers à fouiller, tranchées et éboulements, travaux d'art de diverses sortes, etc..... La vallée du *Saleys* n'offre donc aucune garantie de réussite pour fournir à l'alimentation hydraulique de la ville une eau assez abondante, d'assez bonne qualité, assez limpide, et elle ouvre des prévisions trop redoutables de difficultés et de dépenses imprévues pour qu'on ne recoure à ce moyen que dans l'impossibilité de trouver ailleurs ce qui est nécessaire.

Une prise d'eau sur le Gave d'Oloron apparaît, au contraire, comme la solution la plus simple, la plus naturelle, la plus économique. En établissant cette prise d'eau dans les alluvions, à une distance et à une profondeur convenables du lit du torrent, on obvierait aux inconvénients ordinaires de la prise directe dans le courant : les troubles, le défaut d'aérage de l'eau de neige, etc., qu'on reproche presque toujours à ce genre d'alimention.

L'amenée de l'eau du Gave à Salies par conduite libre serait certainement très désirable, mais l'altitude comparée de la ville et du lit du Gave d'Oloron, au pont de Sauveterre, complique singulièrement la mise à exécution de cette idée.

Le moyen le plus simple et le plus économique s'offre d'abord par l'alimentation du Saleys, dont le débit pourrait être augmenté de 3 ou 4 mètres cubes (3 à 4,000 litres) par seconde. Ce serait une nouvelle existence pour Salies, qui pourrait ainsi avoir une double distribution : 1° d'eau potable sous pression, en la prenant assez haut dans le bassin du Saleys pour lui donner la force ascensionnelle nécessaire à sa distribution à domicile ; 2° d'eau de lavage domestique, d'arrosage et de lavage des rues et places, et d'eau industrielle dont les lits des ruisseaux seraient les collecteurs et l'exutoire. Cette eau devrait être prise dans l'endroit qu'indiquerait comme plus économique l'assiette d'un canal de dérivation entre le Gave d'Oloron et le lit du Saleys, vers la hauteur de Bastanès probablement. Dans ce long parcours, l'eau traverserait le territoire de diverses communes et pourrait être utilisée par les riverains ; les frais d'amenée seraient répartis sur ceux qui les utiliseraient, ce qui réduirait sensiblement la part de chacun. Mais il est à remarquer que, par ces utilisations répétées, l'eau se chargerait de matières organiques qui la rendraient impropre à l'alimentation de la ville.

Un deuxième moyen d'obtenir l'alimentation en conduite libre, à écoulement constant, en lui conservant sa pureté, consisterait à percer une galerie d'écoulement à travers le coteau d'Orion et à l'amener à Salies en conduite forcée. On pourrait demander au service hydraulique un aperçu de la dépense dans ces deux hypothèses, en faisant aboutir la conduite sur les hauteurs de Saint-Martin, pour obtenir la pression nécessaire à sa distribution en ville.

Hors de ces deux cas une conduite ascensionnelle s'impose.

Le territoire de Castagnède est désigné d'avance comme celui où doit être prise l'eau d'alimentation et la force élévatoire, parce que c'est celui qui exige la plus courte conduite et que c'est le point d'où on peut profiter soit des travaux du chemin de fer, soit du chemin d'intérêt commun entre ce point et Salies, pour éviter les difficultés innombrables des terrains à occuper, des travaux de terrassement et d'art à faire pour asseoir la conduite. Ici il suffirait de poser une simple tranchée de section uniforme à peu près et par le parcours le plus court, presque en ligne droite

Dans ce projet il ne peut y avoir d'aléa que dans le coût de la force motrice à créer pour l'élévation de l'eau, et cet aléa ne peut s'étendre qu'à un petit chiffre de dépense : tout le reste peut être estimé. La qualité de l'eau est connue pour être excellente, la limpidité dans les filtres naturels et immenses des alluvions parfaite, et la quantité à prendre représente à peine la millième partie du débit du torrent en temps d'étiage.

Par une combinaison financière basée sur l'ensemble des créations de la deuxième catégorie, en compensant les chances de production des unes par les autres et constituant ainsi une affaire assez importante pour que les capitalistes intelligents et sérieux veuillent s'y engager, il est certain que, comme pour les vidanges, toutes ces créations pourraient être rémunératrices et s'effectuer sans sacrifice pécuniaire de la part de la commune. Nous expliquerons plus loin la base de cette combinaison. Il suffit, pour le moment, de constater qu'il ne faut plus dire que l'alimentation hydraulique ne peut se faire faute de ressources. Il ne faut que de la bonne volonté de la part de l'administration municipale pour la réaliser.

Lavoir Public

Un lavoir public d'une étendue suffisante pour les besoins de la population, largement approvisionné d'eau claire, avec bassin de trempage et de lavage du linge, lessiveuses, bacs à savonnage, essoreuses, séchoir à air chaud, calandres, etc.

est trop dans les besoins reconnus pour qu'il soit nécessaire d'insister sur son utilité.

Une taxe à percevoir sur les diverses natures de services qu'il doit rendre en permet l'établissement par les concessionnaires du service hydraulique, sans sacrifice pécuniaire pour la commune. Il n'y a donc pas là non plus d'impossibilité, faute de ressources, à alléguer pour en priver plus longtemps la population.

Questions de voirie

Parmi les questions de voirie, si malheureusement résolues par l'ancienne administration, nécessitant une révision urgente, sous peine de ne pouvoir être réalisées plus tard, nous avons indiqué notamment le dégagement de l'établissement balnéaire et de ses dépendances, l'avenue centrale de la gare, le dégagement et l'accès du quartier d'Andioque, par la démolition de l'abattoir et l'appropriation du terrain communal qui lui est contigu. Nous avons dit ailleurs combien, au point de vue de l'hygiène générale, est urgent et impérieux le transfert de l'abattoir dans un autre lieu.

Le dégagement de l'établissement balnéaire et de ses dépendances se lie si intimement à son existence, à son développement et à la prospérité de la station, que, dès les premiers jours de son organisation sérieuse, avant que les terrains qui l'environnent eussent acquis la plus-value qu'ils ont eue plus tard, une proposition de les faire acquérir par l'administration de la fontaine salée, ou de les acquérir pour compte de celle-ci, fut faite et repoussée avec perte. Le prétexte de ce refus était alors que cette création serait faite avec l'argent des pauvres, et que les pauvres, accablés par le poids de la journée, n'avaient pas besoin de promenades, leur unique souci étant d'aller, aussitôt après le repas du soir, prendre le repos réparateur des forces à dépenser le lendemain. Et la foule inconsciente d'applaudir au sophisme : elle était le nombre ; elle était la force ; elle élisait les administrateurs. Donc les administrateurs s'abstenaient de tout projet d'avenir pour complaire à la foule.

Mais le temps et les circonstances ont fait leur œuvre à Salies, comme ailleurs. Le succès des bains a été complet, le développement de l'aisance générale a dessillé les yeux les plus réfractaires à la lumière, à quelques rares exceptions près d'aveugles volontaires, d'obstinés, qui persistent à nier l'évidence.

Or, il ne faut pas se le dissimuler, si on veut attirer des clients à Salies, il faut qu'à l'efficacité thérapeutique des eaux se joignent, comme adjuvant, des installations satisfaisantes au triple point de vue de l'hygiène, du goût et du confort, aujourd'hui devenu un besoin impérieux de la société moderne.

Le bain ne prend qu'une faible partie de la journée. Le reste du temps est à charge à ceux que la souffrance ne retient pas dans un lit ou sur un fauteuil. Une promenade, assez rapprochée pour être facilement accessible aux malades et aux infirmes, s'impose. Il la faut assez spacieuse pour permettre sans gêne et sans encombrement la marche ou la station, les réunions en groupe ou l'isolement par familles, dans un milieu largement éclairé et aéré, assez varié d'aspects pour avoir des massifs et des pelouses, des échappées de vue et des effets lointains, si nécessaires pour prévenir l'ennui et la monotonie. Dans une station où les jeunes filles et les jeunes garçons forment la majorité des baigneurs, des locaux assez spacieux doivent pouvoir être consacrés à leurs récréations bruyantes et animées, à leurs jeux variés, aux exercices de course et de gymnastique, où la surveillance des parents peut s'exercer avec facilité.

La station actuelle ne peut offrir qu'un jardin exigu, bas et enfoncé, sans vue et sans variété d'aspect, généralement humide, sauf les temps de grande sécheresse, trop froid en hiver pour être fréquenté.

L'insuffisance du Jardin Public actuel, dont une partie seulement appartient à l'Etablissement thermal, est manifeste pour la clientèle d'aujourd'hui ; et aucune disposition n'a été prise pour les jeux de jardin qui sont indispensables. Où se refugiera celle de demain ?

Si aux précieux avantages d'ampleur, d'ombre et de lumière, de proximité, de diversité de sites et de lointains on joignait un motif d'animation et de réunion des baigneurs par l'établissement d'une buvette d'eau minérale reconnue excellente par les médecins, qui se boit et s'exporte en

France et à l'étranger, on ajouterait un attrait spécial et un moyen de distraire sans frais les baigneurs. Il faudrait un bosquet spécial pour ces réunions. un salon de verdure suffisant et approprié.

Enfin, l'organisation d'un petit casino réduit aux modestes proportions d'une salle de fêtes pouvant servir de salle de conférences et de réunion spéciale, de salle de concert et de représentation à quelque troupe de passage, comprenant aussi quelques salons et quelques dépendances sportiques, s'imposera aussitôt que la clientèle de Salies aura un peu augmenté. Il n'y a rien dans les dépendances de l'Etablissement qui réponde à ce besoin.

Pour la satisfaction de ces besoins de premier ordre, indispensable pour le développement de la station, il faut une entente entre l'administration de la Fontaine salée et la Municipalité, puisque la Municipalité a seule le pouvoir de tracer et d'acquérir un réseau de voies de communication, de rues, de places et de boulevards, qui, en circonscrivant l'Etablissement balnéaire et ses dépendances, en facilitent en même temps l'accès dans toutes les directions. Chaque jour de retard apporté à l'adoption et à l'exécution de ce plan de dégagement est une aggravation des obstacles qui s'opposent au développement de la station, par conséquent de la richesse locale, en permettant la création d'obstacles nouveaux par les constructions nouvelles et les plus-values qui rendront sa réalisation impossible d'un jour à l'autre.

Le coup de tonnerre qui a frappé si inopinément Salies, dans la nuit du 5 au 6 septembre, en embrasant son établissement balnéaire, lorsque la saison battait son plein, lorsque son développement devait s'affirmer pour préparer les résolutions viriles de l'avenir, ne laisse plus de délai aux représentants de la cité pour décider enfin si la fortune qui frappe à la porte doit être accueillie ou repoussée.

Quelle que soit la force des décisions administratives, toujours réformables de leur nature, lorsque, surprises, il faut le croire, à la bonne foi des administrateurs, elles ont pour résultat de contenir dans une enceinte trop étroite une population exubérante qui déborde de toutes parts ; d'empêcher la justice distributive de faire une part légitime des bienfaits généraux à des quartiers pauvres et malheureux, cantonnés dans leur délaissement par des obstacles insalubres, incommodes et dangereux, qui coûtent plus cher à conserver qu'à faire disparaître ; d'obstruer l'accès de ces quartiers vers les centres de vitalité locale qui sont à Salies la gare et l'établissement des bains ; lorsqu'elles ont pour résultat réel et inéluctable l'exutoire de la saline et des bains, sans lequel ces établissements ne peuvent exister, en plaçant sur le plan, qui est la loi, cet exutoire hors de l'alignement, en se plaçant soi-même, bénévolement, dans l'impossibilité de le refuser au voisin en vertu de la loi, tout en affirmant explicitement et fallacieusement dans le texte de la délibération, qui n'est qu'un avis et non pas un titre, que personne ne songe à l'aliéner (qui espère-t-on tromper ainsi ?) ; lorsque ces décisions ont encore pour résultat de provoquer des renchérissements de terrain au profit de quelques-uns et au détriment du grand nombre, en n'ouvrant pas assez de voies publiques pour créer une assez large concurrence au profit du public, entre les propriétaires de ces terrains ; il est certain, disons-nous, que de telles décisions, en opposition avec les principes élémentaires de toute société et de toute sociabilité, ne peuvent résister à la révolte des consciences honnêtes, à la manifestation éclatante de la vérité et de la justice devant l'opinion publique qui est encore, quoi qu'on fasse, et heureusement, une force sociale puissante qu'on peut comprimer ou égarer quelque temps, mais qui finit par vaincre l'aveuglement et l'arbitraire.

Nous espérons donc que le nouveau conseil municipal reprendra cette question immédiatement, puisqu'elle se lie si intimement à celle du dégagement de l'Établissement Thermal qui doit être résolue sans délai, par la force des choses.

Abattoir.

L'abattoir actuel n'est composé que d'une petite salle unique servant à toutes les opérations d'abatage, d'écorchage, de dépeçage, de triperie, et pour toutes les espèces d'animaux qui, d'après les arrêtés de police, doivent y être abattus. Les inconvénients de son exiguïté, de sa position au centre d'un des quartiers les plus populeux, sous les vents dominants par rapport à la ville, son manque d'eau pour le lavage et l'écoulement de ses déjections, son infection à toutes les époques, mais principalement en temps chaud, où elle devient insupportable, n'ont plus besoin d'être exposés. La construction d'un nouvel abattoir plus éloigné des centres habités, avec les compléments de dépendances nécessaires, avec un lavage abondant que fournirait l'alimentation hydraulique, est vivement réclamée par ceux qui se préoccupent d'hygiène publique et d'alimentation de qualité salubre. Elle peut être payée par une taxe à percevoir sur les services rendus et n'exiger ainsi aucun sacrifice immédiat de la municipalité. Pourquoi attendre pour réaliser cette amélioration tant désirée ? Ici encore il ne faut que de la bonne volonté.

Marché couvert

Il serait puéril de chercher à démontrer l'utilité d'un centre d'approvisionnement et de vente des denrées de consommation journalière, où l'espace couvert assurerait l'abri aux personnes, la conservation aux choses, la possibilité de prolonger en tout temps le marché jusqu'aux heures qui conviennent à la plupart des consommateurs, où la concentration facilite le contrôle utile des qualités, la concurrence entre vendeurs et acheteurs, l'établissement et la connaissance immédiate des prix courants résultant de la pénurie ou de l'abondance des approvisionnements, en un mot, les états respectifs de l'offre et de la demande.

La perception d'une taxe sur les objets à vendre et les places à occuper permettrait l'établissement de ce marché sans sacrifice quelconque de la part de l'administration municipale. Il ne serait donc pas exact de dire qu'on ne peut faire jouir immédiatement la population de cette amélioration.

Eclairage électrique

Les progrès récents dans la production de l'électricité et ses applications à l'éclairage ont permis à des localités moins importantes que Salies de réaliser cette précieuse amélioration.

Sans doute, dans les premiers temps il ne faudra pas compter sur de grands bénéfices ; mais il faudrait considérer l'établissement de cet éclairage comme un service nécessaire pouvant couvrir à peine ses frais, ou même être un peu onéreux dans les premières années, et le confondre, au besoin, comme charge imposée, dans l'ensemble de la concession des services rémunérateurs, sauf à prolonger la durée de la concession pour permettre une récupération légitime des capitaux engagés, des intérêts et des chances aléatoires encourues.

La réalisation deviendrait ainsi possible immédiatement, sans sacrifice pécuniaire de la part de l'administration municipale autre que celui d'étendre les bienfaits de l'éclairage en prenant l'abonnement de quelques becs de plus que ceux qu'elle emploie aujourd'hui.

Tels sont, en ce qui concerne l'administration municipale, les besoins à satisfaire sans délai pour soustraire les habitants de Salies aux influences pernicieuses d'insalubrité, pour améliorer les conditions de leur existence et ne pas entraver les élans d'une prospérité que la fortune capricieuse fournit si généreusement à la cité thermale naissante et promet à son avenir.

Voies et Moyens

Dans le cours de ce travail il a été établi péremptoirement que les prétendues impossibilités de rien faire faute de ressources, alléguées par l'administration municipale, n'existent pas ; il a été prouvé qu'il ne faut que le sentiment de son devoir, une bonne volonté à toute épreuve, la justice et une énergique indépendance, quand on possède le pouvoir qui lui est départi, pour assurer la réalisation de ces améliorations, sans lesquelles les intérêts les plus considérables de la population seraient gravement compromis et dans le présent et dans l'avenir ; que, pour celles de ces créations qui exigent des dépenses de construction, elles sont toutes rémunératrices de leur nature ; que, sans charges nouvelles pour la municipalité, elles peuvent être exécutées sans délai pour en faire jouir au plus tôt le public qui les appelle de ses vœux, et constituer une source de revenus considérable dans l'avenir au profit de la caisse municipale.

Une concession de jouissance, moyennant certains tarifs établis pour les divers services, assurera l'exécution de ces constructions aux conditions énoncées. Pour y parvenir, il faut que l'administration municipale constitue par le groupement de diverses parties du programme une affaire assez considérable pour qu'une direction intelligente puisse se consacrer à l'organisation et au dénoûment de ces diverses parties ; que le même personnel, la même comptabilité permettent de réduire les frais généraux à leur minimum, et qu'il y ait solidarité ou compensation réciproque entre les diverses branches du service. Il faut aussi que les tarifs et les conditions soient établis assez libéralement, selon l'esprit d'une justice éclairée et non selon les errements d'esprits étroits et mesquins qui croient faire acte méritoire en stipulant des conditions léonines qui rendent impossible toute entente avec les capitalistes intelligents et sérieux.

C'est par la réussite que l'administration municipale prouvera son savoir-faire et la considération dont elle jouit auprès des hommes d'action.

(Extrait du *Courrier de Salies.*)

1888

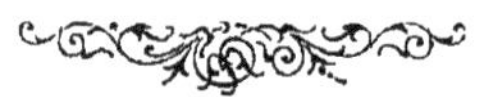

Orthez. — Imprimerie J. Goude-Dumesnil.